ouberbielle.

ACADÉMIE DE MÉDECINE.

NOMINATION

D'UN MEMBRE TITULAIRE DANS LA SECTION DE MÉDECINE OPÉRATOIRE.

CANDIDATURE DE M. SOUBERBIELLE.

PARIS. IMPRIMERIE DE BÉTHUNE ET PLON, RUE DE VAUGIRARD, 36.

J. SOUBERBIELLE,

DOCTEUR EN CHIRURGIE,

A MESSIEURS LES MEMBRES

DE L'ACADÉMIE DE MÉDECINE

COMPOSANT

La Commission chargée de former la liste de présentation pour la place vacante dans la section de médecine opératoire.

Pour me conformer au désir de MM. les commissaires, j'ai l'honneur de leur adresser la note des titres que j'ai à faire valoir pour appuyer ma candidature.

Mon titre principal se rapporte à l'opération de la taille, et je crois avoir bien mérité de la science et de l'humanité en préconisant comme je l'ai fait le haut appareil, et en soutenant qu'il devait être employé comme méthode générale. En effet, à une époque à laquelle cette méthode était désappréciée, repoussée, bannie en quelque sorte du domaine de la chirurgie par presque tous les maîtres de l'art, j'ai persisté à la défendre en la présentant comme applicable dans tous les cas, délivrant plus sûrement, moins douloureusement les malades, et réparant même les torts des autres procédés; et je crois pouvoir dire avec orgueil que si aujourd'hui, enfin, l'attention des chirurgiens se fixe de nouveau sur cette importante opération, c'est peut-être à cette persévérance qu'il faut en faire honneur, et M. Richerand m'a rendu cette justice dans une leçon du cours de médecine opératoire qu'il fit à la Faculté en 1828.

Persuadé que la cystotomie sus-pubienne devait devenir une méthode générale, j'ai cherché à faciliter le procédé opératoire, à simplifier l'opération et à prévenir les accidents qui pourraient survenir consécutivement. Ainsi, j'ai ajouté à l'appareil instrumental une canule en quart de cercle destinée à diriger le dard de la sonde jusqu'à l'extérieur de la plaie en préservant de son contact les parties qui en forment le trajet; j'ai supprimé la boutonnière du périnée, laquelle doublait presque la douleur et la durée de l'opération, et donnait quelquefois naissance aux mêmes accidents que la taille périnéale. J'ai inventé un moyen pour procurer incessamment la sortie de l'urine à mesure qu'elle arrive dans la vessie à l'aide d'une sonde prolongée que j'ai appelée siphon composé, dont M. Ribes a constaté l'efficacité, comme il l'a déclaré à l'Académie, et MM. Murat et Gimelle, chargés par cette compagnie d'apprécier cet appareil, se sont prononcés en disant, « qu'il remplissait une des indications importantes de la cystotomie sus-pubienne, et que si les faits qui constatent son efficacité se multiplient, M. Souberbielle aura bien mérité de la science et de l'humanité. » Et M. le professeur Roux, dans son rapport sur les travaux scientifiques de l'Académie dans les années 1826 et 1827, lu dans la séance générale du 28 février 1828, a rappelé la communication faite par M. Souberbielle concernant les améliorations qu'il a fait subir à la taille sus-pubienne, et qu'il a accompagnée de nombreuses observations de guérison.

Enfin, j'ai apporté dans le pansement une modification fort importante en le faisant consister en un simple plumasseau de charpie placé sur un linge fenêtré et recouvert d'une compresse, sans aucun moyen contentif, de telle sorte que si l'urine, pour quelque raison que ce soit, tend à s'échapper par la plaie, elle trouve une libre issue, ce qui détruit toute chance d'infiltration que peuvent au contraire créer le rapprochement forcé des lèvres de la plaie extérieure, les sutures, etc., l'expérience m'ayant appris que la guérison se fait de la vessie vers la peau, en commençant toujours par le premier de ces organes.

Je ne pense pas qu'il soit nécessaire, pour prouver l'utilité de ces modifications, de présenter le tableau complet d'une pratique qui remonte à plus de 50 ans, et qui se compose de plus de 1,200 cas d'opérations de taille ; il me suffira de dire que mes opinions sur le haut appareil sont basées sur plus de 100 opérations, et qu'il n'est aucun chirurgien qui puisse s'appuyer d'un nombre aussi considérable, puisque F. Côme, qui est celui qui l'avait pratiqué le plus fréquemment, n'avait pas dépassé le nombre de 100.

En 1813, j'ai présenté à la Faculté de Médecine une thèse intitulée : *Considérations pratiques sur les maladies des voies urinaires.* C'est, à proprement parler, le cadre général d'un traité des affections de cet appareil, dont je n'ai cessé depuis de rassembler les matériaux.

Persuadé que la connaissance complète de tous les faits relatifs au haut appareil était le meilleur argument en faveur de cette méthode, j'ai pris en 1825 l'engagement volontaire vis-à-vis de l'Académie de la tenir au courant de toutes les opérations de taille que je pratiquerais. J'espère que l'Académie n'a point oublié les nombreuses communications que je lui ai faites, tant sur mes opérations que sur l'invention de la taille bi-latérale, que j'ai démontré devoir être rapportée à Ledran, ainsi que sur les autres maladies de la vessie, m'élevant contre l'abus que l'on fait de l'emploi des caustiques dans le traitement des rétrécissements de l'urètre et de celui des vésicatoires, des cautères et des sétons dans d'autres affections de l'appareil urinaire. La dernière de ces communications, datant du mois de novembre dernier, comprend : 1° mes 50 dernières opérations de taille, dont 40 par le haut appareil ; 2° des considérations pratiques sur la lithotomie en général, à l'occasion de ces faits particuliers comparés à mes observations antérieures ; 3° les observations sur 14 malades qui avaient été opérés par la taille et non guéris par d'autres chirurgiens, et que j'ai ensuite opérés et guéris, quoique parmi eux il s'en trouvât qui fussent atteints de fistules urinaires et même de fistules stercorales.

Je rappellerai aussi qu'au milieu de l'entraînement qui accueillit les premières applications de la lithotritie, et alors que de toutes parts on répétait que l'opération de la taille était désormais superflue, j'ai persisté à défendre cette dernière manière de délivrer les calculeux. J'ai fait connaître les nombreux inconvénients qui accompagnent souvent le broiement, les insuccès qu'il éprouve, puisqu'aujourd'hui j'ai opéré plus de 30 malades qui avaient été lithotritiés infructueusement. J'ai cherché à modérer l'enthousiasme que provoquaient les chirurgiens qui pratiquent ce procédé et qui le présentent comme une ressource infaillible, et je lui ai peut-être été utile en le préservant du tort que pouvaient lui faire des apologistes exagérés; je citerai à cette occasion les trois lettres que j'ai adressées à l'Académie des sciences sur la statistique des affections calculeuses présentée à ce corps savant par M. Civiale.

Enfin, je ferai observer que bien que les maladies des voies urinaires, et surtout l'opération de la taille, aient été ma spécialité, celle-ci n'a pas été exclusive, et j'ai pratiqué toutes les grandes opérations de la chirurgie. Je possède sur plusieurs d'entre elles des observations curieuses dont j'ai inséré plusieurs dans les notes qu'en pareille circonstance j'ai fournies précédemment à l'Académie, et ce n'est pas ici le lieu de les reproduire. Je citerai seulement, 1° celle qui est rapportée par Baseilhac, p. 325 de son ouvrage, et dans laquelle, ayant été obligé de faire la ponction de la vessie à l'hypogastre à cause de l'impossibilité de sonder le malade, j'introduisis par cette ouverture artificielle une sonde dans la vessie et de là dans l'urètre, lui faisant parcourir toute l'étendue de ce canal, de l'intérieur vers l'extérieur. M. Bourdois de Lamotte fut témoin de cette cure.

2° Le moyen que j'ai employé pour reconnaître la pierre chez plusieurs malades chez lesquels on n'avait pas pu constater son existence par le cathétérisme, notamment en 1817, chez M. de Valville, administrateur de l'hôtel des Invalides, qui avait été inutilement sondé par MM. Dubois et Yvan. Ce moyen, dont la lithotritie a profité, consiste à placer le siége du malade sur le sommet d'un plan incliné, et ses épaules à la partie la plus déclive, de manière à ce que, par son propre poids, le calcul abandonne le bas-fond de la vessie et vienne se présenter à la sonde.

3° Enfin, l'amputation de la verge pour un cancer des corps caverneux, pratiquée avec succès sur un malade (M. Montu), auquel M. Dubois l'avait faite antérieurement et qu'il avait refusé d'opérer de nouveau, et chez lequel, pour éviter l'inconvénient qu'offre la cicatrice rayonnante et enfoncée de gêner l'excrétion de l'urine, j'eus recours à un procédé qu'on devrait suivre, je crois, en pareille circonstance, et qui me réussit complètement en celle-ci : il consiste à conserver une portion de l'urètre plus longue de 6 à 8 lignes que les corps caverneux, afin que le moignon offre une forme conique, et que la cicatrice, en rayonnant de la circonférence des corps caverneux vers la base du cône formé par l'urètre, laisse libre l'orifice de ce canal.

Ainsi, en résumant mes titres, j'ai à faire valoir :

1° La suppression de la boutonnière au périnée.

2° L'invention de la canule en quart de cercle.

3° L'invention de la sonde prolongée, dite siphon composé.

4° Le pansement à plat de la plaie de l'hypogastre.

5° Les opérations de taille au nombre de 52, pratiquées en 1824 et 1825, dont j'ai fourni la note à l'Académie des sciences le 8 mai 1826.

6° Les opérations qui font la base des communications que j'ai faites à l'Académie royale de Médecine en 1825, les 27 septembre, 11 octobre et 13 décembre 1827, en janvier 1828, et les 13 et 27 mars, le 3 mai et le 3 octobre de la même année.

7° Le travail que j'ai déposé dernièrement sur le bureau de l'Académie, et dont une commission, formée de MM. Larrey, Ribes et Sanson, doit lui rendre compte.

8° Ma thèse sur les maladies des voies urinaires.

9° Enfin, mes trois derniers écrits destinés à relever les erreurs nombreuses à l'aide desquelles M. Civiale cherche à déprécier l'opération de la taille et à préconiser la lithotritie.

Parlerai-je de mes fonctions publiques?

En 1789, je fus porté comme chirurgien-major sur le contrôle des vainqueurs de la Bastille.

En 1792, je fus nommé chirurgien-major de la 35e division de gendarmerie nationale.

En 1793, j'ai été nommé officier de santé des prisons, et c'est à ce titre que je fus appelé à donner des soins à la Reine.

En 1794, je fus nommé, par le comité de salut public, officier de santé en chef de l'École de Mars, et j'ai publié une note sur les résultats très-avantageux que j'obtins dans le traitement d'une épidémie de dyssenterie qui y régna.

En 1813, je fus nommé chirurgien-major de la gendarmerie impériale de Paris.

J'ai rempli pendant quinze ans les fonctions de chirurgien du comité de bienfaisance de la division des Tuileries, ainsi que celles de chirurgien-major de la même division de la garde nationale.

Je suis depuis douze ans chirurgien de la société maternelle du 1er arrondissement.

Novembre 1834.

SOCIÉTÉ

DE MÉDECINE PRATIQUE.

Séance du 4 septembre 1834.

Taille Suspubienne, par M. Souberbielle.

Cette opération, pratiquée le 30 août sur M. Maillebay, âgé de 72 ans, demeurant rue de la Chaussée-d'Antin, n° 8 bis, a procuré l'extraction de 70 calculs, depuis la grosseur d'un œuf de pigeon à celle d'un grain de plomb.

M. Maillebay souffrait depuis dix ans. Au sixième jour de son opération, il était parfaitement bien, et tout faisait espérer une prompte guérison.

Dans le mois d'octobre 1834, M. Civiale fit à l'Académie de Médecine une lecture dans laquelle il reproduisit l'observation de M. Oudet, qui date déjà de six ans, et dans cet exposé, il m'inculpait d'une manière grave; j'ai dû réclamer contre l'allégation de M. Civiale, et voulant montrer à l'Académie jusqu'à quel point ce chirurgien pousse l'art d'altérer les faits et de dénaturer les intentions, j'adressai à cette compagnie une lettre dont le conseil d'administration prit connaissance, mais dont il refusa de donner lecture en séance, par la raison qu'il s'agit seulement ici d'une question personnelle. Comme je ne voulais pas rester sous le coup des imputations calomnieuses de M. Civiale, et qu'elles étaient de nature à diminuer la confiance qu'on doit avoir dans mes communications, dont le premier mérite a toujours été la vérité, j'ai adressé cette même lettre à la commission chargée de former la liste de présentation pour la place vacante dans la section de médecine opératoire, pour être jointe à la note de mes titres.

Voici la copie de cette lettre :

A MM. LES MEMBRES DE L'ACADÉMIE DE MÉDECINE.

Messieurs,

« Dans le travail dont M. Civiale a fait lecture à l'Académie de Médecine dans l'avant-dernière séance, ce chirurgien, en rapportant l'observation recueillie sur M. Oudet, dit qu'il fut taillé deux fois par un chirurgien de la capitale, et il ajoute : *La première taille eut beaucoup d'éclat, tous les organes de la publicité avaient à l'envi célébré le triomphe de la cystotomie... La deuxième opération, au contraire, se fit en silence : il ne fallait pas ébruiter une circonstance qui renversait tout ce qu'on avait dit...*

Comme c'est moi qui ai pratiqué ces deux opérations, ce qui précède nécessite de ma part quelques explications : M. Oudet a été opéré la deuxième fois en présence des mêmes médecins et chirurgiens qui avaient assisté à la première opération ; il n'est donc pas vrai que celle-ci ait été faite en silence ; et la preuve que cette allégation est de toute fausseté, c'est qu'à cette occasion même je dérogeai à l'habitude que j'avais prise de ne communiquer à l'Académie que des séries d'opérations, et je donnai connaissance à la section de chirurgie de cette observation isolée dans la séance du 12 mars 1829, sous ce titre : *Précis de la maladie calculeuse* de M. le docteur Oudet, laquelle a nécessité trois opérations, dont une par le broiement et deux par la cystotomie sus-pubienne, compliquées de circonstances graves ; la preuve, c'est que cette observation très-détaillée fut insérée textuellement dans le journal général de médecine du mois de juin suivant, et que j'en fis même tirer à part un assez grand nombre d'exemplaires, que je fis distribuer aux membres des Académies des sciences et de médecine ; la preuve, c'est que cette observation est reproduite parmi les cinquante dont j'ai dernièrement donné connaissance à l'Académie de médecine, parce qu'elle fait partie de cette série, dans laquelle elle se trouve la troisième.

Je le demande à tout homme de bonne foi, est-ce là agir dans le silence ? A l'époque de l'opération, M. Oudet n'avait pas une, mais deux fistules ; lorsque je publiai son observation, il était guéri et n'avait plus de fistules : j'ignore ce qui s'est passé depuis, n'ayant pas revu ce malade.

Que M. Civiale agisse comme moi, qu'il publie avec détails toutes ses opérations, la science ne pourra qu'y gagner ; et il ne méritera plus, comme aujourd'hui, le reproche qu'il veut si gratuitement me faire encourir.

J'ai l'honneur :

SOUBERBIELLE.

Paris, 20 octobre 1834.

DISCOURS

PRONONCÉ

A L'ACADÉMIE ROYALE DE MÉDECINE,

Dans sa séance du 16 sept. 1834,

PAR M. SOUBERBIELLE,

EN PRÉSENTANT A CETTE COMPAGNIE LES OBSERVATIONS SUR SES 50 DERNIÈRES OPÉRATIONS DE LA TAILLE, ETC.

Messieurs,

Aujourd'hui qu'à l'occasion de la lithotritie l'attention des médecins, et on pourrait dire celle de la société tout entière, est fixée sur les moyens d'extraire la pierre de la vessie, et que ce sujet est l'objet des méditations et des recherches d'un grand nombre de chirurgiens; aujourd'hui que pour préconiser la nouvelle découverte ses partisans déprécient les autres méthodes, il est du devoir de tous les praticiens de contribuer à éclairer cette grande discussion, en faisant connaître les faits qui leur sont propres et qui s'y rattachent.

Je viens donc, Messieurs, fidèle à l'engagement que j'ai volontairement contracté vis-à-vis de l'Académie de la tenir au courant de toutes les opérations de taille que je pratiquerais, lui donner connaissance de celles que j'ai faites depuis la communication que j'ai eu l'honneur de lui adresser le 30 octobre 1828.

Je dois persister d'autant plus dans le parti que j'ai adopté de vous faire connaître tous les résultats de ma pratique, que dans cette question trop souvent la passion a pris la place de la vérité, que les apologistes outrés de la lithotritie ont cru servir ce procédé en décriant la lithotritie, présentant celle-ci comme une opération désormais superflue, la qualifiant de cruelle et de meurtrière, et qu'un médecin dont, il est vrai, l'autorité n'est pas grande en pareille matière, a été jusqu'à faire imprimer dans un journal politique qu'il fallait bannir de l'arsenal chirurgical les instruments qui servent à l'opération de la taille.

Cette exagération d'opinion, ce délire d'enthousiasme ne pouvaient être partagés par des hommes qui ont l'expérience de la litotomie et savent qu'elle est souvent appelée à réparer les torts de la lithotritie, ou à suppléer à son insuffisance. Aussi j'ai dû chercher à prémunir les médecins contre les éloges exclusifs décernés au procédé du broiement : je n'ai rien négligé pour que l'on conservât à la taille le degré de confiance qu'elle mérite : j'ai prouvé par des faits que dans plus de la moitié des cas la lithotomie était encore la seule ressource qui restât aux calculeux.

C'est dans ces idées, Messieurs, que je viens déposer sur le bureau ces observations sur mes cinquante dernières opérations, savoir : quarante par le haut appareil et dix par l'appareil latéral.

Pratiquées dans les conditions les plus diverses sous les rapports de l'âge, du sexe, de l'état de santé, de la forme, du volume, de la nature et du nombre des calculs, etc., ces observations étaient assez nombreuses pour offrir des exemples de la plupart des particularités qui peuvent se rencontrer en pratiquant la cystotomie. Aussi, j'ai profité de cette circonstance pour les faire suivre de quelques considérations pratiques, dans lesquelles j'ai formulé mes opinions sur les points principaux de ce sujet important.

Là, j'ai fait voir dans quels cas la lithotritie est possible, dans quels cas elle est impraticable ou nuisible. J'établis, d'après l'expérience, les avantages et les inconvénients des méthodes de tailler qui sont le plus usitées, et je déduis les raisons pour lesquelles j'ai depuis long-temps préféré le haut appareil comme méthode générale, délivrant plus sûrement, plus facilement et moins douloureusement les malades.

C'est en procédant ainsi et par expérience et avec publicité, qu'on pourra arriver enfin à porter un jugement motivé et équitable sur la valeur relative des différentes manières d'extraire la pierre de la vessie. Aussi, je voudrais que l'Académie favorisât cette marche dans un moment où les jeunes chirurgiens, s'apercevant enfin de l'injustice des reproches adressés au haut appareil, le pratiquent de préférence, tandis que la généralité des autres chirurgiens continuent à opérer par le périnée ; je voudrais que, dans un moment où de toutes parts surgissent de nouveaux procédés ou de nouveaux instruments, l'Académie s'associât à ce mouvement, qu'elle le secondât, qu'elle le dirigeât en quelque sorte, afin que la science pût profiter des faits nombreux qui se présentent, lesquels, bien observés, pourraient avoir une grande valeur, tandis que trop souvent défigurés ils ne servent qu'à donner le change sur des faux perfectionnements.

Je voudrais, Messieurs, que l'Académie m'accordât ce que je lui demandais en 1825, ce que je redemandais en 1828, ce que je lui demande encore aujourd'hui, savoir : la formation d'une commission qui serait chargée de prendre connaissance de toutes les opérations de lithotomie et de lithotritie qui se pratiqueraient dans la capitale. Je m'engageais alors, comme je m'engage encore aujourd'hui, à ne point opérer sans qu'un ou plusieurs membres de cette commission fussent présents, et je n'hésite pas de croire que mes confrères imiteraient cette conduite : par ce moyen, l'Académie se trouverait en peu de temps en possession de matériaux nombreux et variés, et elle acquerrait ainsi les éléments d'une décision éclairée et impartiale.

Je voudrais, Messieurs, être plus heureux cette fois que je ne l'ai été précédemment, car j'ai la conviction profonde que la marche que j'indique est la seule qui puisse conduire à un résultat profitable.

En parlant ainsi, je ne suis mu par aucun motif d'intérêt personnel. Ce n'est pas pour acquérir de la réputation que je cherche à faire connaître mes travaux et mes opinions. Ma part, sous ce rapport, est depuis long-temps faite, je m'en contente, et mon unique but, c'est l'*intérêt de l'art et de l'humanité*.

Contre une des maladies les plus pénibles, je préconise une méthode simple, sûre, peu douloureuse. Je tâche de prémunir les praticiens contre les éloges trompeurs qu'on prodigue à des méthodes ou à des procédés dont j'ai par expérience constaté les inconvénients. Mon point de départ, ce sont des faits, et c'est encore par des faits que je veux prouver les motifs de ma préférence. Toute mon ambition est de convaincre : j'espère qu'on ne refusera pas à ma longue expérience le droit d'avoir des opinions bien arrêtées, et qu'on trouvera fort naturel que, les croyant bonnes, je cherche à les faire prévaloir.

J'ai cru devoir faire suivre les cinquante observations nouvelles et les réflexions qu'elles m'ont suggérées de l'histoire de quatorze malades qui avaient été opérés et non guéris par d'autres chirurgiens, et que j'ai ensuite opérés et guéris. Ce sont des faits qui appuient mes opinions, et je ne devais pas les négliger.

A l'occasion d'opération de la taille sur deux femmes, j'ai indiqué les résultats que j'ai obtenus dans tout le cours de ma pratique, et les observations que j'ai faites dans le petit nombre de cas où j'ai opéré des femmes. Il est remarquable que sur un nombre total de près de mille cinq cents opérations de taille, il ne se soit rencontré que quinze individus du sexe féminin.

J'espère, Messieurs, que l'Académie ne trouvera pas dépourvue d'intérêt la communication que je lui adresse. Je désire qu'elle nomme une commission pour en prendre connaissance et lui en rendre compte, et j'ai la confiance que les matériaux que je présente pourront un jour servir à décider l'importante question qui se débat sous nos yeux, question à la solution de laquelle je ne saurais rester indifférent.

(L'Académie nomme pour commissaires MM. Larrey, Ribes et Sanson.)

INSTITUT ROYAL DE FRANCE.

ACADÉMIE DES SCIENCES.

Séance publique du lundi, 8 décembre 1834.

PRIX DE CHIRURGIE

DE LA FONDATION MONTYON.

Commissaires : MM. Duméril, Dulong, Magendie, Double, de Blainville, Larrey, Roux et Serres, rapporteur.

M. LE DOCTEUR SOUBERBIELLE.

C'est une chose remarquable que la persévérance de M. le docteur Souberbielle pour faire revivre la méthode sus-pubienne en lithotomie, soit comme méthode générale, soit comme uniquement applicable aux cas où la pierre contenue dans la vessie est d'une dimension trop considérable. Quand on considère les préjugés qui s'étaient élevés contre cette méthode, les raisons en apparence invincibles qui militaient contre son exécution, on ne peut que louer le zèle de M. le docteur Souberbielle, qui a, pour ainsi dire, attaché son nom à la réhabilitation de ce mode d'extraire la pierre de la vessie.

La découverte de la lithotritie et les applications heureuses qui en sont faites tous les jours diminuent sans doute beaucoup l'intérêt qui s'attache à ce procédé de lithotomie, et aux succès nombreux dont il a été suivi depuis quelques années dans les mains et par le procédé de l'auteur. Néanmoins, si l'on considère qu'il existe souvent des calculs qui, soit à cause de leur volume, soit à cause de leur dureté, ne peuvent être attaqués avec succès par la lithotritie, on ne peut qu'applaudir au perfectionnement d'une méthode qui ajoute quelque chose aux chances de succès de la lithotomie, quand cette opération se présente comme ressource dernière.

Ces perfectionnements consistent principalement, d'une part, dans la suppression de l'incision que l'on pratiquait au périnée, et qui s'étendait jusqu'à la vessie, pour faciliter l'écoulement des liquides, et, d'autre part, l'opération étant terminée, de placer par l'urètre une sonde élastique dans la vessie, à laquelle une autre sonde est surajoutée, pour former ce que M. le docteur Souberbielle nomme un *siphon composé*. Par ce moyen, on assure l'écoulement continuel des urines au-dehors, et on prévient les infiltrations de ce liquide dans le tissu cellulaire du bassin, sans qu'il soit nécessaire de pratiquer une suture à la vessie, ou de placer un siphon dans la plaie, comme quelques chirurgiens l'ont proposé.

Nul doute que les succès obtenus par M. le docteur Souberbielle ne soient dus en grande partie à cette modification de la lithotomie par le haut appareil.

La commission propose d'accorder à M. le docteur Souberbielle une récompense de 2,000 fr.

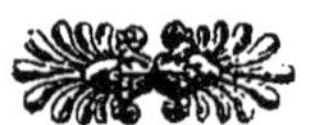

www.ingramcontent.com/pod-product-compliance
Ingram Content Group UK Ltd.
Pitfield, Milton Keynes, MK11 3LW, UK
UKHW020412250726
13967UKWH00006B/2608